DE DESCUIDADA A FABULOSA

¡UN CAMBIO A LA SEMANA HACIA UNA MEJOR SALUD!

JOSETTE PUIG

I0455145

Siguiente:

Tuve mi primera dieta a los 10 años y desde entonces, puedo decir honestamente que siempre he seguido algún tipo de dieta. Las probé todas y todo lo que hice fue subir y bajar, una y otra vez sin resultados permanentes.

Cuando tenía 33 años no sólo seguía con sobrepeso, sino que también estaba muy deprimida. Estaba casada y tenía 4 hijos pequeños y recuerdo haberme preguntado, "¿Esto es todo? ¿Estoy dejando mis mejores años atrás? ¿Es mi vida solo mantener mi cabeza fuera del agua y tomar antidepresivos? ¿Qué me pasó? Quería más de la vida. Quería para mis hijos algo más que una madre que estuviera presente. Y entonces un día cambió todo....

Leí un artículo durante las vacaciones de Navidad de 2003 sobre cómo toma 21 días crear nuevos hábitos. Pensé que si podía cambiar mis hábitos alimenticios de forma permanente, conseguiría resultados a largo plazo reales. Pero también sabía que hacer cambios drásticos me abrumaría, privarían y llevarían a estar más deprimida.

El 1 de enero, me senté con el calendario del 2004 y decidí que iba a hacer un cambio a la semana. Eso es todo. Centrarme únicamente en ese cambio y agregar uno nuevo cada semana. Cuatro meses después estaba 30 libras (13 kilos) más delgada, 6 meses después dejé los medicamentos y 52 semanas después, era una persona totalmente nueva lista para vivir ...¡VIVIR VERDADERAMENTE!

En las siguientes páginas presento una lista de los cambios que hice semana tras semana. Puedes usar las casillas para marcar cada uno a medida que tú los implementas. Si lo deseas puedes cambiar el orden, pero no realices más de un cambio a la semana. Si ya has implementado algunos de ellos, puedes reemplazarlos por otros cambios y metas que desees alcanzar.

El objetivo es no sentirse abrumado en algún momento y adoptar tus nuevos hábitos de estilo de vida.

Probablemente sientas que 52 cambios es mucho tiempo, pero piensa en ello, ¿cómo te salieron las cosas haciéndolas a tu manera? Y seamos honestos, se necesita tiempo para llegar a estar ¡FABULOSA!

La mejor parte de esto es que año tras año, ¡cada vez se pone mejor! Han transcurrido 8 años desde que hice estos cambios y puedo decir honestamente que sigo mejorando con el tiempo. Físicamente, mentalmente y emocionalmente. He logrado encontrar la fuente de la juventud sin dietas, sin píldoras, sin batidos, sin alimentos envasados, sin modas pasajeras, sin trucos. Es comida real y trabajo real. Y ahora es tiempo de ser realistas contigo mismo y seguir con Josette.

"Lo único que se interpone entre tú y tu meta es la historia de mierda que sigues diciéndote a ti mismo sobre por qué no lo puedes lograr" ~ Jordan Belford

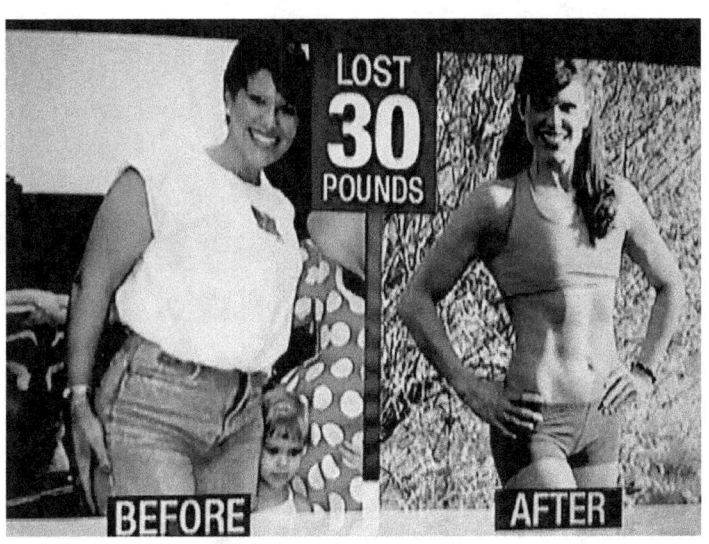

El peso se ha mantenido bajo.

2001

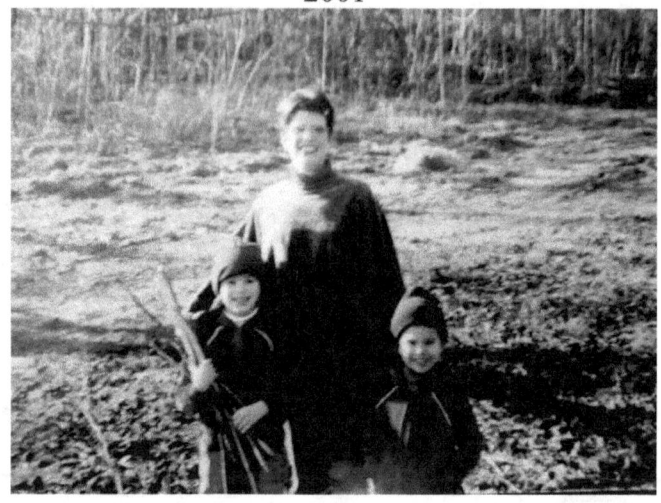

2011

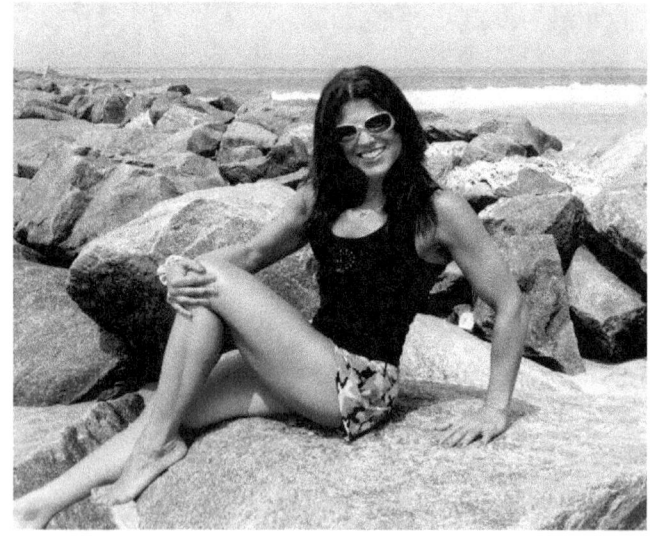

marque al confirmar:

6

Yo y mis 4 los niños

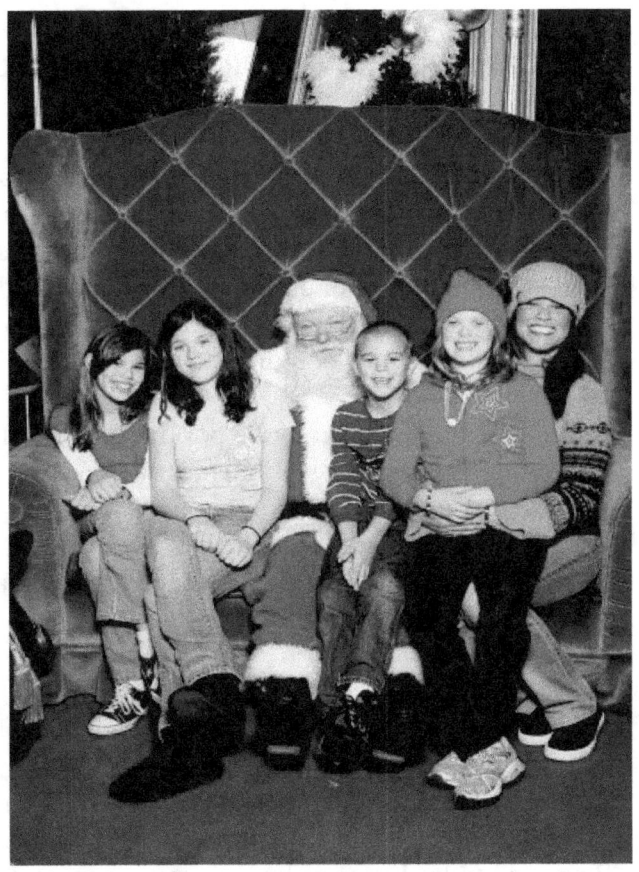

SEMANA 1

CAMBIA LA CREMA DE TU CAFÉ POR LECHE DE ALMENDRA SIN AZÚCAR

Las cremas y sus versiones libres de grasa están llenas de ingredientes artificiales, azúcar, calorías y grasa. Incluso la leche baja en grasa o la leche descremada están cargadas de azúcar. Muchas personas no se dan cuenta de que esto es el culpable de los antojos de azúcar todo el día. No te engañes, las bebidas con café realmente son batidos con un ¡toque de espresso!

Una reducción de 100 calorías por día se convierte en una pérdida de peso de 10 libras en un año.

Este cambio por sí solo es enorme, especialmente para aquellos que beben más de una taza al día o toman su crema con un ¡poco de café!

El azúcar es un supresor e inflamatorio para nuestro sistema inmunológico. No es una coincidencia que la temporada de gripe comience justo después de Halloween y continúe en el Día de Acción de Gracias, Navidad y siga hasta bien entrado el Año Nuevo. ¡Piensa en todas las comidas que consumimos durante estas vacaciones!

SEMANA 2

CAMBIA EL PAN BLANCO POR PAN DE TRIGO

*Todos los almidones blancos se almacenan en su abdomen creando llantas en la cintura.

*El pan blanco es refinado para eliminar los nutrientes saludables. Se blanquea químicamente y se carga con gluten, sal y azúcar.

*El pan blanco contribuye a numerosas enfermedades digestivas, alergias al gluten, diabetes tipo 2 y obesidad.

*Lee las etiquetas de los envases. Asegúrate de que el primer ingrediente diga "trigo integral o grano entero." Si dice "enriquecido o sin blanquear" entonces ha sido procesado y no es de trigo entero.

"¡Cuanto más blanco es el pan, más rápido mueres!" – Dice el viejo adagio.

SEMANA 3

ARROZ INTEGRAL EN LUGAR DE ARROZ BLANCO

Es posible que al principio esto requiera un cambio en tu paladar, pero cada semana tus papilas gustativas serán purificadas de tus antiguos hábitos alimenticios (azúcar e ingredientes procesados), y disfrutando del sabor delicioso del arroz integral y las nueces.

*El arroz blanco también contribuye al síndrome de llantas en la cintura.
*El arroz blanco se elabora a partir del grano del arroz integral. Es el mismo tipo de cosas que se presentan en el escenario del pan integral vs al pan blanco.
*El arroz blanco se convierte en azúcar, la cual contribuye a la obesidad y a otros factores de riesgo para salud, incluyendo diabetes tipo 2.
*Introdúcelo poco a poco en tu familia, combinando partes iguales ("mitad y mitad") de arroz blanco e integral.
*Cada semana usa menos arroz blanco y en un mes estarán completamente convertidos.

SEMANA 4

PAPAS DULCES Y ÑAMES EN LUGAR DE PAPAS BLANCAS

Las papas blancas no son necesariamente no saludables, ¡son sus amigos las que las hacen malas! (mantequilla, crema agria, tocino, queso).

*Las papas blancas tienen más azúcar que las papas dulces y el ñame.
*El consumo de azúcar hará que tengas antojos de comer más azúcar, ¡la cual se almacena en forma de grasa! es decir, ¡más síndrome de llantas en la cintura!
*Las papas dulces y los ñames son dulces por naturaleza así que no es necesario agregar todas esas calorías y grasas extra, tales como mantequilla, malvaviscos, o leche condensada.

SEMANA 5

YOGUR GRIEGO SIN GRASA EN VEZ DEL NORMAL

Los envases de yogur griego tienen el doble de proteína que el yogur regular.

El proceso digestivo elimina parte del azúcar de la leche y la lactosa, lo que puede ayudar a aquellos que son intolerantes a la lactosa.

Mantente alejado de los yogures con sabores a los que se les añaden azúcares, edulcorantes artificiales y los carbohidratos.

Agrega fruta fresca, frutos secos y edulcorantes naturales como la Stevia, al yogur griego natural sin grasa para comerlo durante la media mañana o como una merienda saludable antes de acostarte.

Emplea yogur griego en las recetas que requieran una mayonesa o crema agria.

1 taza de mantequilla = 1/4 taza de yogur griego + 1/2 taza de mantequilla
1 taza de aceite = 3/4 taza de yogur griego
1 taza de crema agria = 1 taza de yogur griego
1 taza de mayonesa = 1 taza de yogur griego
1 taza de crema de queso = 1 taza de yogur griego
1 taza de suero de leche = 2/3 taza de yogur griego + 1/3 taza de suero de leche
1 taza de crema pesada = 1/2 taza yogur griego + 1/2 taza de crema pesada
1 taza de leche = 1/4 taza de yogur griego + 3/4 taza de leche
1 taza de crema fresca = 1 taza de yogur griego

EMPACA TU ALMUERZO Y EVITA LA COMIDA RÁPIDA

Seamos sinceros, ¿sabes REALMENTE qué hay en las hamburguesas o pollo de las comidas rápidas? Todos hemos escuchado las historias sobre cómo preparan los "alimentos" en estos lugares, y si no las has escuchado, es hora de que sepas por qué la comida rápida es barata...¡PORQUE ES BASURA! Y si comes basura te VERÁS y ¡SENTIRÁS como basura! ¡Y eso NO es FABULOSO!

*Controla lo que comes y cómo es preparado.
*Control de Porciones –lee las etiquetas para servirte porciones adecuadas.
*La comida saludable no se entrega a través de de la ventanilla de un automóvil –¡deja de engañarte a ti mismo!
*Ahorra dinero.
*Termina con el juego de las adivinanzas. Decidir qué comer cuando tienes mucha hambre jamás es una buena idea.

SEMANA 7

BEBE AGUA

El agua es para el cuerpo humano lo que el aceite es para los autos. Nuestros cuerpos están hechos en un 70% de agua, y perdemos dos a tres cuartas partes de ella todos los días a través del sudor y otras funciones corporales. Como resultado, tenemos que restaurar constantemente nuestras reservas para garantizar los niveles de hidratación adecuados, llevar los nutrientes y los desechos desde y hacia todas nuestras células y órganos; lubricar nuestras articulaciones y regular la temperatura corporal.

Un mínimo de 64 onzas al día es bueno, pero necesitarás más si haces ejercicio o consumes cafeína. Una buena manera de asegurarse de que sí estás tomando suficiente agua es revisar el color de tu orina. Debería ser casi transparente. Así que si se ve como jugo de manzana, ¡BEBE MÁS AGUA!

Les digo a mis estudiantes, "si tu orina es de color amarillo, ¡tu energía será suave y tu cuerpo se verá como gelatina!"

marque al confirmar:

15

Tal vez sientas la necesidad de "ir al baño" a menudo cuando aumentes el consumo de agua, pero tu cuerpo se ajustará en una semana.

La deshidratación contribuye a:
*Falta de energía.
*Estreñimiento.
*Hambre.
*Dolores de cabeza y migrañas.
*Calambres.
*Distensión.
*Aumento de peso.

NINGUNO de los anteriores son fabulosos

SEMANA 8

A LA PARILLA O AL HORNO

Los alimentos fritos no sólo te engordan, sino que son los principales causantes de la obesidad y los problemas médicos ¡Te envejecen por dentro y por fuera! Asar a la parrilla y cocinar no es sólo una opción más saludable, ¡sino que sabe muy bien! Seamos honestos, ¡TODO sabe mejor cuando es asado en la parrilla! Uso mi parrilla de George Foreman durante los meses en que mi parrilla al aire libre está cubierta de nieve.

*Menos es más cuando se cocina en la parilla. No necesitas apanados o salsas pesadas.
*Un poco de condimento van muy bien con carnes, pollo, vegetales, etcétera.
*Asa una docena de pechugas de pollo y tendrás suficientes raciones para la semana, usándolas en ensaladas, sándwiches o mezclados con arroz y frijoles

SEMANA 9

AVENA AL ESTILO ANTIGUO EN VEZ DE LA QUE VIENE EN PAQUETES

Ya sea a la antigua o instantánea, la diferencia es cómo se enrolla y que el tiempo de cocción se acorta. A la avena pre-envasada se le añaden azúcares y sodio.

Mi manera favorita de preparar la avena es añadiéndole agua hervida hasta cubrirla, dejando que se repose durante 3-5 minutos. 1 parte de agua hervida por 1 parte de avena enrollada es una buena proporción para empezar. Añade más o menos agua para satisfacer tu gusto. Yo añado canela, bayas, nueces y un paquete de la Stevia para endulzar.

*Cocinar la avena de manera rápida es igual, excepto porque ha sido cortado el tamaño antes de ser aplastada para disminuir el tiempo de cocción.
*A la avena empacada se le añaden azúcares y sodio. A pesar de ser convenientes, no son buenos para ti.
*Prepara tus propios paquetes para viajar. Divide la avena en bolsitas plásticas y añade tus propios sabores. Mantenlos en tu bolso o en el escritorio. Puedes disponer de una taza de agua caliente en un avión, aeropuerto, hotel... ¡En cualquier lugar!
*Me encanta la energía que me da cuando empiezo mi día con avena. ¡Me siento INCREÍBLE!

SEMANA 10

DEJA EL QUESO

Cuando le digo a mis clientes que el "queso es el moho", dicen: "¡Ay, pero es tan delicioso!"A continuación digo, "¡También uno de los principales generadores de la celulitis! De hecho, cuando entreno a mis competidoras en fitness es uno de los primeros cambios que les pido que hagan en su dieta, y de inmediato se sorprenden por la rapidez con que bajan de peso y suavizan su epidermis.

No estoy diciendo que renuncies a comer queso de por vida, sino que ¡elijas sabiamente! Todavía le pongo un poco a la pizza con harina integral, pero lo "siento" al día siguiente.

*La mayoría de los quesos son procesados y cargados con grasas no saludables. Realmente no es una gran fuente de proteínas.

*Los que son bajos en grasa tienen mayores niveles de sodio.

*Los quesos que no tienen grasa tienen ingredientes artificiales para compensar el sabor.

*Alrededor del 75 por ciento de la población mundial es genéticamente incapaz de digerir correctamente los productos lácteos, pero la mayoría no lo sabe hasta que son expulsados de su cuerpo.

*Trate de dejar los lácteos durante una semana y mira tu cintura, la energía y mejora en el sistema digestivo.

SEMANA 11

ACEITE EXTRA VIRGEN Y VINAGRE EN LUGAR DE ADEREZOS CREMOSOS

Este cambio en sí mismo puede hacerte perder 4.5 kilos (10 libras) en un año. Especialmente si eres de las personas que "prefieren ensalada con el aderezo". Una cucharada de aceite de oliva con balsámico o vinagre de manzana van muy bien.

*Los aderezos embotellados tienen ingredientes que ni siquiera puedes pronunciar, lo que siempre significa que no son buenos para ti.
*Los aderezos cremosos están cargados de grasa, calorías, sodio y azúcar; las cuales solo contribuyen a aumentar tu cintura y taponar tus arterias.
*El aceite de oliva es una grasa saludable y "curativa".
*El aceite de oliva ayuda a combatir las enfermedades cardíacas, digestivas, y un gran número de otras enfermedades.
*Opta por el aceite de oliva virgen extra prensado sin calor o productos químicos.Este aceite es el más similar al que se encuentra en estado natural.

SEMANA 12

SALTEAR CON ACEITE DE COCO EN VEZ DE ACEITE DE OLIVA

El aceite de oliva tiene muchos beneficios, pero desafortunadamente pierde sus nutrientes al cocinarse a temperaturas altas. Utilízalo para esparcirlo en tus alimentos o como aderezo para la ensalada. El aceite de coco fue considerado como perjudicial y elevado en grasas saturadas, pero estudios recientes han demostrado que realmente ayuda a perder peso y también tiene múltiples beneficios de salud.

El aceite de coco mantiene sus nutrientes a temperaturas altas y es ideal para saltear carnes y verduras. ¡Igualmente, un par de cucharaditas van muy bien!

Algunos beneficios para la salud del aceite de coco son:
*Cuidado del cabello.
*Cuidado de la piel.
*Alivio del estrés.
*Mantiene los niveles de colesterol.
*Pérdida de peso.
*Aumento de la inmunidad.
*Adecuada digestión y metabolismo.
*Enfermedades del corazón.
*Previene la presión arterial alta.
*Previene el cáncer.

*Balanceo de hormonal y de la glándula tiroides.
*Enfermedades relacionadas con el riñón.
*Cuidado dental.
*Resistencia ósea.

SEMANA 13

AGUA MINERAL EN VEZ DE GASEOSAS

¿A quién no le gusta una bebida burbujeante? ¡Resultan muy refrescantes! Sin embargo, las gaseosas son un factor muy importante en la obesidad en este país, sin importar si son dietéticas o normales, son veneno para nuestros cuerpos. Además, beber calorías nunca es una buena idea. Prefiero comer mis calorías que bebérmelas.

*Tu meta debería ser consumir menos de 25 gramos de azúcar al día.
*Una lata normal de gaseosa de 12 oz tiene nada menos que 39 calorías.
*Las gaseosas dietéticas tienen edulcorantes artificiales, bien conocidos por almacenarse en tus depósitos de grasa y aumentar tus ganas por comer.
*La mayoría de las gaseosas tienen cafeína, que es un diurético y causa deshidratación produciéndote más sed.
*El agua mineral con un chorrito de limón es una opción mucho más saludable y ayudará a aumentar tu consumo de agua.

SEMANA 14

NO MÁS EDULCORANTES ARTIFICIALES

En los años 80, el aspartame y la sacarina no eran un problema ya que solo se le ponían al café u ocasionalmente a una gaseosa dietética. Pero hoy en día, todo tiene algún tipo de edulcorante, y tenemos pruebas de que contribuyen a muchas enfermedades, así como la obesidad.

Los edulcorantes artificiales crean desequilibrios hormonales. ¿Por qué es esto importante? Porque las hormonas son los mensajeros en nuestro cuerpo, llevan señales a todas las partes de nuestro organismo y le dicen qué debe hacer a diario para que siga funcionando saludablemente. Imagina un policía dirigiendo el tráfico y de repente se paraliza en medio de una intersección muy transitada. ¿Qué crees que pasará? ¡CAOS!

Mis clientes no pueden creer la diferencia después de dejar los edulcorantes artificiales, no solo pierden peso, sino también la hinchazón, el dolor y las molestias... ¡Todo se va!
Elije un edulcorante natural como Stevia, o incluso miel, agave, o azúcar morena.

Ahora entiendes por qué nuestros cuerpos comienzan degradarse cuando llegamos a los 40 años; nuestras hormonas se hartan de todas esas dietas locas, comidas envasadas y artificiales y dicen "¡JÓDETE! NO VOY A PERDER UN GRAMO POR TI HASTA QUE DEJES DE ALIMENTARME CON BASURA"

Revisa las etiquetas en busca de edulcorantes artificiales, en:
yogur, fruta enlatada, refrescos, pan, cereales, aderezos, galletas, salsas, jugos, palomitas de maíz, meriendas, gomitas, gelatina, pudín, helado, batidos, vitaminas.

SEMANA 15

ALCOHOL Y SU RESBALADIZA PENDIENTE

Estudios muestran que 4-6 onzas de vino tinto al día tiene muchos beneficios, pero seamos honestos, realmente ¿quién mide la cantidad de vino todas las veces?

Esta es una de las cosas que mis clientes no quieren oír, pero el exceso de alcohol no permite bajar de peso y sentirte fabuloso.

*Aumenta el azúcar en la sangre.
*Te hace retener agua y grasa corporal.
*Aumenta el apetito. Una de las razones por las que hay "happy hours" diarias en los hogares de asistencia, es porque la mayoría de las personas mayores tienden a perder el apetito a medida que envejecen.
*Disminuye las inhibiciones, lo que puede llevar a una mala elección de alimentos. Todos hemos estado allí. Algunos tragos en una fiesta sólo para despertarnos al día siguiente y no recordar lo que comimos durante toda la noche.
*La comida resaca nunca es saludable.
*Aunque el alcohol puede ser eficaz para generar sueño, lo altera a media noche y puede conducir a una reducción del tiempo de sueño en general. ¿Alguna vez viste a un alcohólico con apariencia de haber descansado?

marque al confirmar: ☐ 27

ELIGE TU CEREAL PARA LA MAÑANA SABIAMENTE

Muchos cereales afirman tener fibra, proteínas, vitaminas y nutrientes adicionales. No caigas en estos anuncios hasta que leas las etiquetas. Estos generalmente ocultan azúcares adicionales, sodio e ingredientes artificiales.

Estas son algunas sugerencias que yo recomiendo.

*Cheerios.
*Shredded Wheat.
*Fiber One.
*Grape Nuts.

SEMANA 17

DESAYUNA EN LOS SIGUIENTES 30 MINUTOS DESPUÉS DE DESPERTARTE

Un desayuno equilibrado con proteínas magras, grasas saludables y carbohidratos acelerará el metabolismo, proporcionan energía y te ayudarán a evitar estar comiendo durante todo el día.

"¡Pero yo no tengo hambre!" no es una buena excusa; eso me dice que tienes un metabolismo lento, lo cual lleva a almacenar más grasa cuando estás cerca a la comida, en la misma manera en que son entrenados los luchadores de sumo. No comen hasta la hora del almuerzo y así son capaces de almacenar calorías y aumentar de peso, lo que explica por qué la mayoría de los estadounidenses se están viendo cada vez más como luchadores de sumo en la actualidad.

Come tu desayuno en los 30 minutos siguiente de levantarte para alimentar tu mente, cuerpo y espíritu.

*Cereal de granos integrales y leche descremada o leche de almendra sin azúcar.
*Claras de huevo revueltas y pan de trigo entero tostado.
*Harina de avena y una cucharada de proteína en polvo con bayas.
*Pan de trigo tostado y mantequilla de almendra natural rociado con miel.

marque al confirmar: ☐   29

*Tostadas francesas de trigo integral.
*Yogur griego con bayas frescas y nueces.
*Pancake de proteínas (GetJosettte.com/en/recipes)

SEMANA 18

COME CADA 2 O 3 HORAS

Este es un factor importante para mí, no sólo por mi figura, sino para mantener mi energía y mente clara durante todo el día. Tuve la oportunidad de dejar de tomar pastillas antidepresivas al elegir los alimentos correctos y alimentando mi cerebro de forma continua. Si esperaba demasiado tiempo para comer un alimento o merienda, perdía mi equilibrio emocional.

Consume comidas pequeñas y frecuentes, 5 o 6 veces al día, para mantener los niveles de azúcar en la sangre evitando que te de hambre.

*Mantén el metabolismo funcionando. (Una vez más, para evitar la constitución de luchador de sumo).
*Nunca permitas que llegues a un estado de mucha hambre. Esto nos lleva a comer en exceso y elegir malos alimentos.
*Mantén los niveles de energía altos durante todo el día.
*Construye músculos y quema grasa con un metabolismo acelerado.
*Controla tu estado de ánimo alimentando tu cuerpo, mente y espíritu durante todo el día

MANTÉN MERIENDAS SALUDABLES NO PERECEDEROS EN TU AUTOMÓVIL

Esto te impide hacer esos estúpidos recorridos por las ventanas de comida rápida o que te comas los bocadillos de tus hijos. Recuerda, no es comida si te la entregan a través de una ventana.

Guárdalas en porciones en el maletero o baúl de tu auto para evitar la costumbre de comer.

*Galletas de trigo.
*Almendras.
*Tortas de arroz.
*Bolsas de atún.
*Proteína en polvo.
*Harina de avena.
*Mantequilla de maní o mantequilla de almendra.

SEMANA 20

ELIJE LAS ALMENDRAS Y EL NUEZ NOGAL (WALNUTS) CRUDAS EN VEZ DEL MANÍ

Mantente alejado de todos los nueces secos, tostadas y cargados con azúcar y sal. Elije nueces secos con grasas saludables los cuales ¡también te ayudarán a bajar de peso!

*Alto contenido de Omega 3 y 6.
*Control de porciones. Mídelos en bolsas para pasa bocas antes de empacarlos, ya que es muy fácil dejarse llevar por la tentación.
*Por el hecho de que sean buenos para ti no significa que sean del tipo "todo lo que puedas comer".
*Combaten el hambre, dejándote lleno.
*Almendras.
*Nogales. (walnuts)
*Pistachos.
*Haga su propia mezcla combinando estos nueces, pero asegúrate de que no tengan azúcar adicional.

SEMANA 21

CONSUMIR CARBOHIDRATOS DE ALMIDÓN CON PROTEÍNA EN EL DESAYUNO, ALMUERZO Y CENA.

*Elije entre el pan de trigo, arroz integral, avena, papa dulce, ñame, papas rojas, pasta de trigo integral, y la quinua. Comerlos en el desayuno, almuerzo y cena mantendrá tu energía y estado de ánimo elevados durante todo el día. Y por supuesto, siempre puedes añadir frutas y vegetales a estas comidas.
*Sándwich de pavo con una manzana.
*Harina de avena con frutas y claras de huevo revueltas.
*Pollo a la plancha con arroz integral, frijoles negros y ensalada de espinaca.
*Carne de res magra con papas dulces y espárragos.
*Pasta de trigo integral con albóndigas de pavo.
*Mantequilla de maní natural, mermelada y banano con avena de trigo integral.

SEMANA 22

CONSUMIR CARBOHIDRATOS SIMPLES CON PROTEÍNAS PARA LAS MERIENDAS

Las frutas y verduras conservan alto el nivel de energía entre las comidas, y evitan que baje el nivel de azúcar en la sangre. Es importante evitar los bajones de azúcar para prevenir que comas de manera compulsiva.

*Manzana con mantequilla de maní natural.
*Rodajas de pimiento verde con puré de garbanzos.
*Yogur griego con bayas y nueces.
*Palitos de zanahoria y nueces.
*Pavo con aguacate envuelto en lechuga.
*Ensalada de atún con yogur griego, nueces y manzanas.

SEMANA 23

UNA COMIDA PARA CONSENTIRTE A LA SEMANA

Un dulce a la semana es consentirse. Un dulce al día es un hábito.

Una comida para consentirte a la semana te mantiene en el camino, cuando sabes que tienes algo que esperas al final de la semana.

¿Qué puedes darte? Come lo que has estado anhelando sin ningún tipo de culpa, pero que solo sea una comida y luego vuelve a tu rutina. Me encanta darme gusto con el vino, una hamburguesa con papas fritas y para postre un helado de coco. Sí... ¡Todo en una sola comida!

Aumentar tu consumo de calorías un día a la semana también es bueno para la pérdida. Esto obliga a la tiroides a producir una hormona que le indica al cuerpo que debe trabajar más duro. Por supuesto, sólo funciona cuando lo haces una vez por semana.

*Elije un día de la semana y márcalo con círculo en tu calendario.
*Planea la comida para consentirte junto a un compromiso social si lo de deseas.
*No hay privación en esta comida.
*Asegúrate de hacer ejercicio el día que tienes tu comida para consentirte, con el fin de acelerar tu metabolismo.

EVITA EL RIESGO DEL "VAMOS A ORDENAR PIZZA ESTA NOCHE"

Todos tenemos esas noches agitadas, corriendo con los niños, con actividades y reuniones nocturnas; pero a menos que estés haciendo tu propia masa de pizza con trigo integral y le adiciones de ingredientes saludables, pedir una pizza puede ser una solución fácil para el momento pero no para tu figura.

*Ten en tu agenda los números telefónicos de 3 o 5 restaurantes donde sabes que preparan comidas saludables.

*Mantén los menús de los restaurantes en tu automóvil, así puedes elegir tu orden antes de llamar.

*Ten alternativas fáciles para tus comidas en el congelador. Una libra de camarones congelados y verduras son más rápidas de hacer salteadas que esperar por una pizza.

*Cada cena no tiene que ser un acontecimiento, a veces un batido de proteínas y una ensalada es exactamente lo que tu cuerpo necesita.

*Hacer un desayuno para la cena siempre es una solución sencilla. Claras de huevo revueltas con espinacas, pimientos y un par de rodajas de pan de trigo integral.

LEE LAS ETIQUETAS DE LOS ALIMENTOS

Con el fin de ser fabuloso también debes formarte en el arte de leer las etiquetas con los valores nutricionales. Los supermercados no quieren que conozcas toda la basura oculta que te mantiene adicto a comprar en sus tiendas, pero tienes derecho a saber. Conviértete en un experto lector de etiquetas con valores nutricionales, y nunca vuelvas a confiar en la parte frontal de una caja. Además, los teléfonos inteligentes tienen una aplicación llamada 'Fooducate', con la que puedes escanear los productos alimenticios, ayudándote a elegir los alimentos más saludables. Llévalo contigo la próxima vez que vayas a comprar... ¡INCREÍBLE!

*La etiqueta de un alimento saludable normalmente tiene 5 ingredientes o menos.
*Si un alumno de tercer grado no lo puede pronunciar, no lo debes comer.
*El primer ingrediente que aparece es el que tiene mayor presencia en el paquete.
*1 gramo de grasa = 9 calorías.
*1 gramo de carbohidratos = 4 calorías.
*1 gramo de proteína = 4 calorías.
*Revisa el contenido de azúcar. No deberíamos consumir más de 25 gramos al día de alimentos envasados

*Ten cuidado con los productos "Bajos en Grasa" o "Sin Grasa", se les agregan azúcar, sodio e ingredientes artificiales.

¡AYUDA! ¡ACABO DE COMER Y SIGO CON HAMBRE!

Seamos realistas, comemos cuando estamos aburridos, felices, estresados y tristes. Averigua qué otras cosas puedes hacer para mantener tu mente ocupada. Yo aprendí a tejer porque mi cerebro no recibe la señal de que "estoy llena" muy a menudo, así que noté que tejer mantendría las dos manos ocupadas. Se reduce mi deseo de comer y también me relaja muchísimo.

Estas son algunas otras ideas
*Camina afuera.
*Da un recorrido en bicicleta.
*Visita el gimnasio.
*Ve de compras.
*Hazte una pedicura.
*Estírate.
*Date a ti mismo una manicura.
*Dobla la ropa.
*Dúchate.
*Cepíllate los dientes.
*Lee un libro.
*Ayuda a tus hijos con sus tareas.
*Baña a tu perro.

SEMANA 27

¡MUÉVETE! ¡MUÉVETE! ¡MUÉVETE!

El cuerpo humano fue diseñado para moverse...
¡TODOS LOS DIAS! No me importa lo que hagas,
¡pero debes moverte! Mantén una grabadora o un
equipo de sonido en la cocina y ¡baila mientras
preparas la cena! ¡SÍ! ¡Es así de fácil! El ejercicio NO
tiene que ser agotador como se ve en la televisión.
¡Sólo empieza y hazlo de forma constante!

No puedes verte fabuloso si no te sientes fabuloso, y el
ejercicio libera endorfinas las cuales ¡son la "píldora
feliz" de nuestro cuerpo!

*Baila.
*Nada.
*Camina.
*Trota.
*Haz pesas.
*Estira.
*Júntate con un compañero de trabajo o amigo para
mantener la motivación.
*Usa las escaleras.
*Recibe tus llamadas telefónicas de pie, mientras estás
en el trabajo.
*Haz algo al terminar cada hora.

Mi sitio web tiene buenos videos con ideas y mantenerte motivado en casa u oficina. www.GetJosette.com

INVESTIGA SOBRE TUS RESTAURANTES ANTES DE SALIR A CENAR

Estudia la carta o menú en línea del restaurante y decide lo que vas a pedir antes de salir de casa. ¡No improvises! Es probable que tengas hambre al momento de sentarte para pedir tu orden, y ese nunca es un buen momento para elegir.

*Si sabes que un restaurante sirve porciones grandes, solicita que te empaquen la mitad antes de que te sirvan en la mesa.

*Debes estar preparado para pedirle al mesero cualquier cambio en tu orden. Te sorprenderá cómo son de complacientes los meseros cuando se les piden las cosas de manera amable.

*Evita los restaurantes tipo buffete todo lo que puedas comer. Sólo porque se llamen así no quiere decir que debas hacerlo.

*Evita las entradas y los postres. A veces todo lo que necesitas son unos pocos bocados para sentirte lleno.

SEMANA 29

RECONOCER LAS MALEZAS

Reconoce las malezas (cortar con las personas que no apoyan tu estilo de vida).

Algunas personas quieren ver que tengas éxito y otros quieren verte fracasar. Todos tenemos esos amigos que dicen que nos apoyan, pero tan pronto empezamos a vernos y sentirnos bien dicen: "así que, ¿cuánto tiempo más vas a hacer esta cosa de la dieta?" Diles: "no estoy a dieta, como y vivo saludable".

He visto que esta actitud ha costado muchos matrimonios y amistades, pero debes ser consciente de que la vida se trata de crecer. En mi camino a volverme fabulosa aprendí que tus amigos pueden ser anclas o motores... ¡La elección es tuya!

*Si no te apoyan, entonces necesitas cortar con ellos.
*Si esto es importante para ti, debe ser importante para ellos.
*Toma el control de tu salud de manera que no seas una carga para los demás en el futuro.
*Elige un estilo de vida saludable para dar ejemplo a tus hijos.
*Me siento como un donante de órganos: es mi deber de cuidar de mi cuerpo para que algún día pueda ayudar a otros a tener una mejor salud.

*Tu cuerpo es tu hogar permanente. Aumenta el alquiler y desaloja a los que no están dispuestos a pagar.

SEMANA 30

NO TE PREMIES CON COMIDA, NO ERES UN PERRO

Hay muchas maneras de recompensarte a lo largo de tu viaje ejercitándote. Estas son algunas ideas.

*Toma fotos de tu progreso cada 4 semanas.
*Disfruta de un nuevo par de zapatillas para deporte.
*Nueva ropa para hacer ejercicio te mantendrá motivado para ir al gimnasio.
*Organiza una cena saludable. Haz que tus amigos lleven porciones reducidas de los alimentos habituales, e intercambien tarjetas con recetas.
*Prueba un nuevo ejercicio como el yoga caliente, Boot Camp o clases de baile.
*Disfruta de unas vacaciones de fin de semana en un spa.

CAMBIA LAS BEBIDAS ENERGÉTICAS POR AGUA

Las personas consumen bebidas energéticas en la mañana para estar activas rápidamente, o en las tardes para reactivarse. El problema es que la subida de energía que producen hace que anheles otra sacudida, exactamente lo que los fabricantes de estos productos quieren...¡TÚ adicto a SU producto!

Todas estas bebidas de moda están llenas de azúcar, ingredientes artificiales y cafeína. La cafeína y algunos de estos ingredientes son diuréticos, lo que significa que deshidratan tu cuerpo. En esencia, están chupando toda tu energía "natural", ya que el cuerpo humano es 70% agua.

La próxima vez que te sientas cansado, bebe 16 onzas de agua, las cuales van a hacer un trabajo mucho más saludable animándote.

CREA TU PROPIO (HAPPY HOUR)

¿Quién dijo que el "happy hour" debe incluir alcohol y aperitivos? ¿Por qué no crear tu propio hábito de "happy hour"?

*Reune un grupo de chicas y prueba una nueva clase de gimnasio en un estudio local.
*¡Organiza una fiesta de intercambio de DVD's de entrenamiento! ¡Tu anterior entrenamiento podría ser exactamente lo que tu amigo está buscando!
*¡Organiza un intercambio de ropa para entrenar! Pero deja atrás las cosas muy usadas.
*Intercambia tus recetas saludables favoritas.
*Camina largos recorridos con tu mejor amiga es mejor que ir a terapia.

EVITAR LA MÁQUINA EXPENDEDORA DE DULCES

No hay nada saludable que salga de una máquina expendedora. Incluso a los frutos secos envasados se les han añadido azúcar y sal. Lleva tus propias meriendas al trabajo, a los partidos de fútbol de tus hijos, o en cualquier momento que salgas de tu casa.

*Galletas de trigo y mantequilla de maní natural.
*Yogur griego y fruta.
*Rodajas de pimiento rojo y puré de garbanzos.
*Manzanas y atún.
*Mezcla de frutos secos hecha en casa (almendras, nueces, uvas pasas).
*Prepara la barras "GetJosette" –puedes encontrar la receta en www.getjosette.com

SEMANA 34

EVITA LAS COMIDAS PREPARADAS. CONGELA TUS COMIDAS SOBRADAS

La invención de la cena para T.V. son la razón de las enfermedades digestivas, obesidad, diabetes tipo 2 y muchas otras enfermedades. No es de extrañar teniendo en cuenta que estas comidas están llenas de sabores artificiales, colores y aditivos para extender su vida útil. Lamentablemente, ¡estos acortan tu vida útil!

Las llamadas versiones "saludables" son igual de perjudiciales.

*Prepara porciones adicionales y guarda las sobras en recipientes de plástico.
*Pavo molido.
*Pollo
*Arroz integral.
*Papas dulces.
*Verduras.

COCINE EN GRANDES CANTIDADES – DIVIDE EN PORCIONES Y ALMACENE EN CONTENEDORES PLÁSTICOS

Destina 2 horas a la semana para hacer esto. Puede parecer mucho tiempo en la cocina, pero termina siendo menos que preparar una comida cada noche. Y además, tampoco tienes que pensar qué vas a preparar cada noche. Me encanta hacer 2 o 3 comidas por separado en las ollas de cocción lenta, y luego dividirlas en porciones y guardarlas en el congelador.

*Pollo.
*Arroz integral.
*Frijoles negros.
*Papas dulces.
*Cortar frutas y vegetales para las meriendas.
*Prepare galletas de harina integral con mantequilla de maní.
*Mezcla de nueces secos.

PRUEBE UNA RECETA NUEVA CADA SEMANA

¡Mantenlo simple!

Algunas de las mejores recetas y más saludables son realmente muy fáciles de hacer. Hay muchas fuentes de donde puedes encontrar nuevas recetas, o ideas para mejorar las tradicionales en versiones más saludables. Mi portal de videos en internet te mostrará recetas deliciosas, nutritivas y fáciles de hacer que serán las ¡delicias tuyas y de tu familia!

www.GetJosette.com

*Amigos.
*Revistas.
*Sitios web de alimentos saludables.
*Supermercado.

marque al confirmar:

SEMANA 37

COMPRA CON UNA LISTA

Has escuchado la frase "No vayas de compra al supermercado con hambre"? Bueno, yo le agrego: "¡No vayas de compras sin una lista!" Ir de compras con hambre y sin una lista siempre termina en un desastre. Compras en exceso, gastas en exceso y adquieres basura que tu cuerpo no necesita.

*Haz un plan semanal de comidas.
*Haz un plan diario de comidas.
*Permanezca en la periferia del supermercado.
*Evita los pasillos interiores del supermercado.
*Orgánico no siempre significa saludable. Un "pastel tostado" orgánico sigue lleno de ingredientes artificiales.
*Si comes la cáscara compra orgánico.
*Elige proteína de animal alimentada con pasto y libre de hormonas.

Imprime nuestra lista de víveres Comiendo Limpio disponible en: http://getjosette.com/en/downloads

DOBLE O EMPAQUE TU ROPA DE HACER EJERCICIO ANTES DE ACOSTARTE

De esta manera, eliminas cualquier excusa para evitar la sesión de ejercicios del día siguiente.

Si esperas para hacerlo, inventarás cualquier excusa para posponer las cosas poniendo primero: trabajo, lavar la ropa, llamadas telefónicas, citas, emergencias, o lo que sea.

Prepara tu maleta o ponte la ropa de entrenamiento antes de salir de la habitación, automáticamente aumentará tu energía y concentración.

Esto sólo toma 5 minutos, pero es una de las mejores cosas que definen tu estado de ánimo. Seamos realistas, nunca te arrepientas de ir al gimnasio, pero siempre lo harás si lo evitas.

marque al confirmar:

CREA UNA LISTA DE REPRODUCCIÓN DE CANCIONES PARA HACER EJERCICIO

La música tiene el poder de dinamizarte, motivarte e inspirarte. También puede sacarte algunas lágrimas. Crea una lista de canciones que sepas se meterá en tu mente, bajo tu piel y sentirlas en tu sangre.

¡No te limites! ¡Esta es una buena manera de ampliar tu biblioteca musical!

*Nuevas canciones.
*Música de la vieja escuela.
*Pide prestada una lista de reproducción a un amigo para tener ideas.
*Prueba diferentes ritmos. La música latina tiene un sonido excelente y motivador.
*Selecciona canciones con letras inspiradoras.
*Intercambia iPods con tus hijos para mantenerte al día con los temas actuales.

marque al confirmar:

SEMANA 40

CONTROL DE PORCIONES

A pesar de que ahora mismo puedes comer sano, servirte porciones adicionales evita que consigas perder los últimos 3 a 5 kilos (5 a 10 libras). Ahora es el momento de que te pongas serio con las porciones y midas la comida.

Una persona de baja estatura no come tanto como una que es alta. Las mujeres necesitan menos calorías que los hombres. Los atletas y los entusiastas al ejercicio requieren más calorías que los que no se ejercitan.

Conoce tus porciones. Estas son algunas herramientas buenas que te ayudarán a mantenerte bajo control.

*Báscula o peso electrónico de alimentos —esta es la mejor herramienta que he usado. Mejor que cualquier suscripción a un gimnasio.
*Tazas para medir.
*Cucharas para medir.
*Utiliza platos pequeños y pandos (los platos para la cena solían ser de 22cm (9 pulgadas), ¡ahora miden un promedio de 33cm (13 pulgadas)!

CONSUMIR COMIDAS ANTES Y DESPUÉS DE HACER EJERCICIO

Tu cuerpo está en su punto más débil después de hacer ejercicio, por lo que debes darle los nutrientes adecuados para que los pueda reponer y reconstruir. Tus comidas para antes y después de hacer ejercicio son tan importantes como ejercitarse, y si deseas buenos resultados de tu rutina de ejercicios, debes alimentar tu cuerpo correctamente.

Antes de hacer ejercicio –comer granos enteros, proteínas y grasas buenas, te dará mucha energía durante la duración de la rutina de ejercicios. Pueden ser consumidos 1 o 2 horas antes de hacer ejercicio.

*Harina de avena y claras de huevo.
*Panqueques de proteína con bayas.
*Pan integral tostado con mantequilla de maní natural y rodajas de banana.
*Sándwich de pavo con pan integral.
*Yogur griego con bayas y nueces.
*Barra de granola.
*Consigue la barra de Josette.

Ideas para después de hacer ejercicio –limita las grasas en la comida después del entrenamiento porque atrazan la absorción de proteína de los músculos. En este punto necesitas proteínas y carbohidratos de digestión rápida. Se deben consumir dentro de los siguientes 30 minutos de haber finalizado el ejercicio.

*8 onzas de leche descremada achocolatada.
*Batido de proteínas con bayas.
*Yogur griego con fruta.

LLEVA UN DIARIO DE ALIMENTACIÓN

No veo un cliente a menos que lleve un diario de alimentación. Les digo "Si lo muerdes, lo escribes". Es así de simple. Con el fin de ayudarles, necesito que sean serios con ellos mismos. Mantente responsable haciendo un seguimiento de las comidas que ingieres. Te mantiene bajo control cuando te estás cayendo del vagón de la pérdida de peso. Esto hará que pienses dos veces antes de detenerte en el escritorio de tu compañero de trabajo por un dulce adicional.

Mi sitio web tiene una herramienta en línea que proporciona un registro de alimentos fácil, recetas y apoyo a la comunidad. Tengo una buena herramienta en mi sitio web llamada FatSecret y la puedes encontrar en www.GetJosette.com/es

Otras opciones son
*Lleva contigo una libreta pequeña.
*Usa aplicaciones para teléfonos inteligentes como My FitnessPal o Calorie Tracker.

CAMBIAN LAS PAPAS FRITAS POR LAS GALLETAS DE GRANO ENTERO

Las papas fritas e incluso las llamadas 'saludables' papas horneadas, están llenas de grasas trans, sodio e ingredientes artificiales. Si deseas una dosis de sal, toma una galleta de trigo.
Si piensas que esta transición es muy difícil, siempre tienes la opción de hacer las cosas despacio.

*Cambia de las papas fritas a las papas horneadas.
*Una vez que tu bolsa de papas horneadas se acaben, reemplázalas con unas galletas de trigo integral saludables.
*Haz tus propias pieles de papas dulces o ¡papas rizadas! Tengo unos videos con recetas fáciles de hacer en mi sitio web, www.Getjosette.com

SEMANA 44

ENTRENAMIENTO CON PESAS 3 VECES POR SEMANA

Las investigaciones demuestran la importancia del entrenamiento con pesas, especialmente a medida que envejecemos. Nuestros cuerpos producen su propio calcio cuando levantamos pesas, ayudando a combatir la osteoporosis.

Señoras, no se verán como Arnold si levantan pesas. Me da risa cuando oigo a las señoras decir: "Yo no quiero verme grande", cuando cargan con bebes de cerca de 30 libras en la silla para el automóvil, y luego tiran cochecitos igualmente pesados en el maletero de sus vehículos todo terreno, ¿pero después no quieren levantar una pesa de 20 libras?

Si nunca has estado en una sala de pesas, contrata a un entrenador por unas pocas sesiones, o ve con un amigo que se ejercite para que te ayude a acostumbrarte. También hay grupos de clases de entrenamiento físico, pero debo insistir en que vayas a tu propio ritmo, ¡y NO levantes pesas al ritmo de la música!

*Intenta 3 veces por semana. Puede ser un circuito para todo el cuerpo, o lo puedes dividir para las diferentes partes del cuerpo.
*El entrenamiento muscular aumenta el metabolismo y quema la grasa más que el ejercicio cardiovascular.

*Es la única forma de cambiar tu composición corporal.

*El músculo es más denso que la grasa.

*Solía ser talla 12, pero ahora soy talla 2 con sólo perder 20 libras de peso.

*Aumenta la densidad ósea.

*Ser Fuerte es el nuevo Sexy.

EVITA EL BUFFET "TODO LO QUE PUEDAS COMER POR $7,95"

Sólo porque lo diga, ¡no significa que debas hacerlo! ¡Piensa en lo que hay en esos alimentos!

La mayoría emplean aceites, panes, salsas y toneladas de sal en su preparación. Luego, para empeorar las cosas y como si un plato de esta basura no fuera suficientemente malo, ¡puedes volver por más!

3.500 calorías pueden bajar muy rápidamente hacia las articulaciones. De hecho, puedes irte 2,2 kilos (5 libras) más pesado por toda la grasa y el sodio en esos alimentos. Eliminar este tipo de comidas puede tomar semanas. ¡Así que no vale la pena!

*Hay una razón por la que es TODO-LO-QUE-PUEDAS-COMER-POR por $7,95. La calidad de los ingredientes no es digna de la salud de tu cuerpo ganada con tanto esfuerzo.
*3.500 calorías = 450 gramos (1 libra) = 20 minutos en un buffet.
*Con platos grandes y la posibilidad de llenarlos de nuevo sin parar, controlar las porciones se convierte en una batalla perdida.
*Nunca te sientes fabuloso una vez hayas comido allí.

SEMANA 46

PON TU DESPERTADOR 20 MINUTOS ANTES

Levantarte tan sólo 20 minutos más temprano te
ayudará a:
*Tener tu nevera lista.
*Preparar los planes para la cena.
*Guardar la ropa de hacer ejercicio en tu maleta para ir
al gimnasio y lista en el automóvil.
*Prepara tu rostro. Un poco de maquillaje es parte de
sentirte fabuloso.
*Ir a las carreras en tu rutina de la mañana puede
dejarte agotada el resto del día, dando lugar a que
comas de manera emocional con el fin de calmar tus
nervios.

marque al confirmar:

HAZ UN CAMBIO INTELIGENTE EN TUS BEBIDAS

Las bebidas de café, aguas con sabores, jugos, gaseosas, bebidas energéticas... Tomarlas todos los días puede dejarte lleno de muchas calorías. Sin importar que debas perder 2,2 kilos o 22 kilos (5 o 50 libras), nunca es una buena idea beberte las calorías.

Entiendo que sean algo especial para algunos de ustedes, pero recuerden, una vez por semana es algo especial, una vez al día es un hábito; y estos pequeños hábitos se acumulan rápidamente, especialmente si estás tratando de perder los difíciles últimos 4,5 kilos (10 libras).

*Opta por tomar una de estas bebidas cada dos días.
* La próxima semana comprométete a tomar sólo una durante la semana, marca el día en el calendario.
*Notarás que aumenta tu energía, reduces la cintura y ¡ahorras un montón de dinero!
*En el año 2010 hice mi propio café durante todo el año. ¡Ahorré 1.460 dólares! Con ese dinero me di un crucero en mi cumpleaños 40.

marque al confirmar: ☐

MERIENDA ANTES DE ACOSTARTE

La gente tiene la idea errónea de que no debes comer antes de ir a la cama. La verdad es que las calorías no saben qué hora es, y es importante nutrir tu cuerpo.

*Yogur griego con nueces picadas.
*Requesón bajo en grasa con frutas.
*Tajadas de manzana con mantequilla de maní natural.
*Palomitas de maíz hechas con aire caliente.

COME PROTEÍNAS DE ANIMALES LIBRES DE HORMONAS

Muchos productores de alimentos utilizan piensos de maíz, hormonas de crecimiento y antibióticos para alimentar a su ganado con el fin de acelerar la llegada al mercado; lo que significa que terminamos consumiendo esas hormonas de crecimiento y antibióticos. ¡PUAJ!

El ganado alimentado con pasto es más rico en las grasas saludables omega-3, mientras que sus homólogos alimentados con maíz contienen excesos de grasas omega-6, que contrarrestan los beneficios del omega-3.

Las proteínas están presentes en cada parte de tu cuerpo, desde la médula ósea hasta la piel.
*Necesitamos proteínas de alta calidad en casi todas las comidas.
*Proteínas que no hayan sido contaminadas por productos químicos, pesticidas, hormonas de crecimiento ni antibióticos.
*Las proteínas se encuentran tanto en fuentes de origen animal como vegetal.
*Las fuentes de proteína animal son completas porque casi todas estas contienen los ocho aminoácidos esenciales en proporciones óptimas.

SEMANA 50

NO TE RINDAS

"El efecto de caída" es un término usado para describir cuando el cuerpo no muestra ninguna pérdida de peso en aproximadamente 4 semanas. Esto puede ser un momento muy frustrante para aquellos de nosotros que nos esforzamos con nuestra comida y programas de ejercicios. De hecho, ¡la mayoría de nosotros nos rendimos justo antes!

Para aquellos de ustedes que en este punto no se han rendido todavía...BRAVO y estarán contentos de saber que su cuerpo simplemente está pasando por grandes cambios en su composición corporal durante este tiempo. Poco después de la cuarta semana te sorprenderás al ver los cambios en cómo te queda la ropa, lo que marca la báscula, y lo más importante: cómo te sientes. Este es una gran motivación para mantenerse en el camino y seguir perseverando.

Desafortunadamente la mayoría de nosotros nunca experimenta el efecto de caída, porque creemos en todos esos trucos para bajar de peso rápidamente. El efecto de caída es el gran premio para los que son realmente serios al tomar el control sobre su salud.

EL SÍNDROME PREMENSTRUAL PUEDE SER TU SEMANA DE GRAN PÉRDIDA DE GRASA

La semana antes de que llegue tu ciclo menstrual, semana del síndrome premenstrual (SP), retienes 2,2 kilos (5 libras) de agua, te sientes cansada, aletargada, te duelen los senos, te ves gorda y deseas usar sudaderas y darle gusto a tus antojos. Este es realmente el momento óptimo cuando el cuerpo de la mujer quema más grasa. ¡SÍ! Tu cuerpo libera su propia hormona para quemar grasa durante esta semana.

Este es el momento en que necesitas estar más concentrada que nunca, y hacer tus ejercicios con más intensidad. NO sabotees este momento comiendo con locura. Si permaneces concentrada y disciplinada harás grandes progresos hacia tus metas en acondicionamiento físico, y verás y sentirás la diferencia después de que tu ciclo haya terminado.

El periodo afecta tu entrenamiento: en promedio en un ciclo de 28 días.

Días 1 al 12: debes tratar de aumentar el ejercicio cardiovascular. Los ejercicios rápidos e intensos parecen ser más fácil de hacer gracias a los niveles altos de estrógeno.

Días 13 al 15: los niveles de estrógeno caen en picado y los músculos reciben menos oxígeno, haciendo que tu fortaleza mental y motivación disminuyan.

Días 16 a 28: se recomiendan sesiones prolongadas y estables de ejercicio cardiovascular. El estrógeno comienza a reaparecer lentamente, pero la progesterona provoca que el cuerpo almacene grasa y retenga agua en caso de se haya presentado un embarazo. ¡Ejercítate por más tiempo y a un ritmo constante para vencer a los excesos!

SEMANA 52

¡MANTENLO DIVERTIDO!

Si comer sano y estar en forma no fueran divertidos, ¡yo no lo haría! Confía en mí. Estar con hambre y hacer ejercicio extenuante nunca es divertido, pero comer con moderación y hacer ejercicio con baile ¡sí lo es!

¡Haz lo que sea necesario para mantener la "diversión" en el gimnasio! Regístrate para caminatas, carreras de 5 km, maratones, clases de baile. ¡Sal de tu zona de confort e intenta algo completamente arriesgado! Para algunos esto puede ser una clase de hip hop... O tal vez probar kick boxing o artes marciales. Reta a tu cuerpo con dieta y ejercicio.

Una vez que cambies la manera de comer, todos estos cambios se convierten en hábitos para toda la vida.

*Confiérete poder.
*Fortalece tu mente, cuerpo y espíritu.
*Más energía.
*Estado de ánimo mejorado y equilibrado.
*Equilibrio hormonal.
*Aumenta la libido.
*Das un gran ejemplo para tu familia.

Recuerda, la comida es medicina. Puede darte vida, o quitártela.

marque al confirmar:

72

AGRADECIMIENTOS

Me gustaría dar las gracias a mis amigos y familiares quienes han sido un increíble apoyo en mi viaje y siempre creyeron en mí. También quiero dar las gracias a mi novio, mi alma gemela y su socio de negocios Chris Macrina. Me das alas cuando necesito volar, y me mantienes con los pies en la tierra cuando necesito enfocarme. Pero, sobre todo, por amarme tal y como soy. Te amo... ¡Siempre y para siempre!

SITIO WEB

Asegúrate de suscribirte en nuestro sitio web
www.GetJosette.com/es

RENUNCIA A RESPONSABILIDADES:

POR FAVOR TEN EN CUENTA: siempre consulta a un médico antes de comenzar un programa de ejercicios, o cambiar tu dieta. La información que se encuentra en este libro está destinada a apoyar y no a reemplazar la relación con tu médico. No todos los ejercicios o actividades son adecuados para todas las personas. Si sientes dolor o molestias, detente. Las instrucciones y consejos presentados no pretenden ser de ninguna manera sustitutos para el asesoramiento médico o psicológico.

Al leer este libro o acceder a Get Josette, LLC (NOTA que Get Josette, LLC se refiere al sitio web, www.getjosette.com, Get Josette, LLC, y cualquier persona relacionada con el sitio, ya sea mediante asesoramiento, redacción de artículos o proporcionando contenido), certificas que has recibido el consentimiento de tu médico para participar en los programas, entrenamientos y ejercicios proporcionados Get Josette, LLC

marque al confirmar: ☐

marque al confirmar: ☐